IL DIARIO DA UN MINUTO DELLA GRATITUDINE

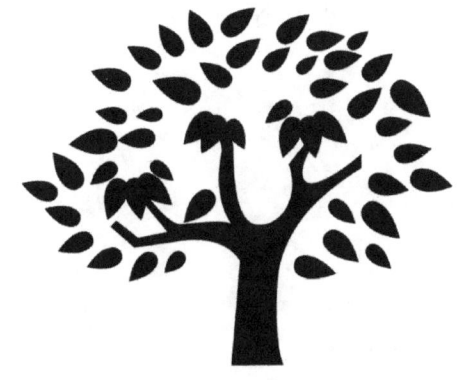

Questo diario appartiene a

_____

Copyright © 2020 Brenda Nathan

Tutti i diritti riservati.

ISBN: 978-1-952358-10-4

Gratitudine

La gratitudine è una sensazione di apprezzamento per ciò che si ha. È una sensazione di riconoscenza per le benedizioni che abbiamo ricevuto. Coltivare un atteggiamento di gratitudine apporta numerosi benefici: fisici, mentali e spirituali. Provare gratitudine nel presente ci rende più felici e più rilassati, e migliora salute e benessere in generale.

Ci sono delle pagine all'interno di questo diario dove è possibile semplicemente disegnare qualcosa. Se non ti va di disegnare niente, allora incolla una bella immagine sulla pagina. Le nostre menti reagiscono meglio alle immagini e questo è un ottimo modo per provare gratitudine e apprezzamento.

Scrivi da tre a cinque cose per cui provi gratitudine all'interno di questo diario e trasforma i tuoi momenti ordinari in benedizioni.

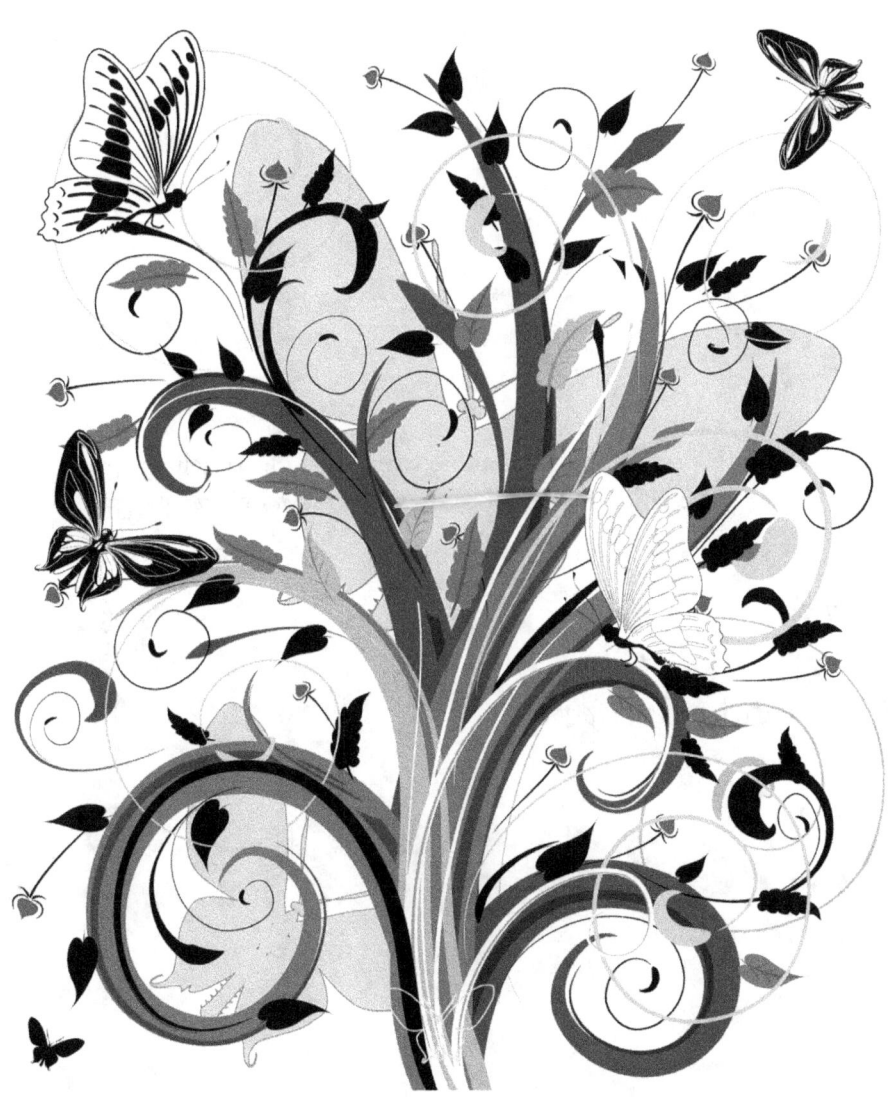

Giorno: _____ *Data:* ____/____/____

Oggi rendo *Grazie* per _____

_____
_____
_____
_____
_____
_____

Ringraziamo le persone che ci rendono felici, sono gli affascinanti giardinieri che fanno fiorire le nostre anime. ~ *Marcel Proust*

Giorno: _____ *Data:* ____/____/____

Oggi rendo *Grazie* per _____

_____
_____
_____
_____
_____
_____

Giorno: _____ *Data* ____/____/____

Oggi rendo *Grazie* per _____

_____

_____

_____

_____

_____

L'essenza di tutta l'arte meravigliosa, tutta l'arte fantastica, è la gratitudine.
~ *Friedrich Nietzsche*

Giorno: _____ *Data:* ____/____/____

Oggi rendo *Grazie* per _____

_____

_____

_____

_____

_____

Giorno: _____ *Data:* ____/____/____

Oggi rendo *Grazie* per _____

_____

_____

_____

_____

_____

Il ricevente grato porta un raccolto abbondante.
~ *William Blake*

Giorno: _____ *Data:* ____/____/____

Oggi rendo *Grazie* per _____

_____

_____

_____

_____

_____

Giorno: _____ *Data* ____/____/____

Oggi rendo *Grazie* per _____

_____
_____
_____
_____
_____

C'è solo un modo per la felicità e quello di smettere di preoccuparsi di cose che vanno oltre il potere della nostra volontà. ~ *Epictetus*

Giorno: _____ *Data:* ____/____/____

Oggi rendo *Grazie* per _____

_____
_____
_____
_____
_____

Giorno: _____ *Data:* ____/____/____

Oggi rendo *Grazie* per _____

_____

_____

_____

_____

_____

La gratitudine è il fiore più bello che scaturisce dall'anima.
~ *Henry Ward Beecher*

Giorno: _____ *Data:* ____/____/____

Oggi rendo *Grazie* per _____

_____

_____

_____

_____

_____

Giorno: _____ *Data* ___/___/___

Oggi rendo *Grazie* per _____

_____
_____
_____
_____
_____
_____

Qualcosa di positivo è meglio di niente di negativo. ~ *Elbert Hubbard*

Giorno: _____ *Data:* ___/___/___

Oggi rendo *Grazie* per _____

_____
_____
_____
_____
_____
_____

Giorno: _____ *Data:* ____ / ____ / ____

Oggi rendo *Grazie* per _____

_____
_____
_____
_____
_____
_____

La direzione della mente è più importante del suo progresso.
~ *Joseph Joubert*

Giorno: _____ *Data:* ____ / ____ / ____

Oggi rendo *Grazie* per _____

_____
_____
_____
_____
_____
_____

Giorno: _____ *Data* ___/___/___

Oggi rendo *Grazie* per _____

_____
_____
_____
_____
_____

La felicità non è un ideale della ragione, ma dell'immaginazione.
~ *Immanuel Kant*

Giorno: _____ *Data:* ___/___/___

Oggi rendo *Grazie* per _____

_____
_____
_____
_____
_____

Giorno: _____ *Data:* ____ / ____ / ____

Oggi rendo *Grazie* per _____

_____
_____
_____
_____
_____

> Cortesie di carattere piccolo e banale sono quelle che colpiscono più profondamente nel cuore riconoscente e riconoscente. ~ *Henry Clay*

Giorno: _____ *Data:* ____ / ____ / ____

Oggi rendo *Grazie* per _____

_____
_____
_____
_____
_____

Giorno: _____ *Data* ___/___/___

Oggi rendo *Grazie* per _____

_____
_____
_____
_____
_____
_____

> L'arte di essere felici sta nel potere di estrarre la felicità dalle cose comuni.
> ~ *Henry Ward Beecher*

Giorno: _____ *Data:* ___/___/___

Oggi rendo *Grazie* per _____

_____
_____
_____
_____
_____
_____

Giorno: _____ *Data:* _____ / _____ / _____

Oggi rendo *Grazie* per _____

_____

_____

_____

_____

La felicità non risiede nei possedimenti e non nell'oro, la felicità dimora nell'anima. ~ *Democrito*

Giorno: _____ *Data:* _____ / _____ / _____

Oggi rendo *Grazie* per _____

_____

_____

_____

_____

Giorno: _____ *Data* ____/____/____

Oggi rendo *Grazie* per _____

_____
_____
_____
_____
_____
_____

La meraviglia è il desiderio di conoscenza. ~ *Thomas Aquinas*

Giorno: _____ *Data:* ____/____/____

Oggi rendo *Grazie* per _____

_____
_____
_____
_____
_____
_____

Giorno: _____ *Data:* ____ / ____ / ____

Oggi rendo *Grazie* per _____

_____

_____

_____

_____

_____

Le cose non cambiano; noi cambiamo. ~ *Henry David Thoreau*

Giorno: _____ *Data:* ____ / ____ / ____

Oggi rendo *Grazie* per _____

_____

_____

_____

_____

_____

Giorno: _____ *Data* ___/___/___

Oggi rendo *Grazie* per _____

_____
_____
_____
_____
_____

> La nostra più grande gloria non è non cadere mai, ma alzarsi ogni volta che cadiamo. ~ *Confucio*

Giorno: _____ *Data:* ___/___/___

Oggi rendo *Grazie* per _____

_____
_____
_____
_____
_____

Disegna qualcosa

Giorno: _____ *Data* ____ / ____ / ____

Oggi rendo *Grazie* per _____

_____
_____
_____
_____
_____

> Un unico pensiero grato verso il cielo è la preghiera più perfetta.
> ~ *Gotthold Ephraim Lessing*

Giorno: _____ *Data:* ____ / ____ / ____

Oggi rendo *Grazie* per _____

_____
_____
_____
_____
_____

Giorno: _____ *Data:* ____/____/____

Oggi rendo *Grazie* per _____

_____

_____

_____

_____

_____

La gratitudine non è solo la più grande delle virtù, ma il genitore di tutte le altre. ~ *Marco Tullio Cicerone*

Giorno: _____ *Data:* ____/____/____

Oggi rendo *Grazie* per _____

_____

_____

_____

_____

_____

Giorno: _____ *Data* ____/____/____

Oggi rendo *Grazie* per _____

_____
_____
_____
_____
_____
_____

> Il piacere che sperimentiamo più raramente ci dà il massimo piacere.
> ~ *Epictetus*

Giorno: _____ *Data:* ____/____/____

Oggi rendo *Grazie* per _____

_____
_____
_____
_____
_____
_____

Giorno: _____ *Data:* ___/___/___

Oggi rendo *Grazie* per _____

_____

_____

_____

_____

_____

La gratitudine è il segno delle anime nobili. ~ *Favole di Esopo*

Giorno: _____ *Data:* ___/___/___

Oggi rendo *Grazie* per _____

_____

_____

_____

_____

_____

Giorno: _____ *Data* ___/___/___

Oggi rendo *Grazie* per _____

_____
_____
_____
_____
_____

Se un piccolo sogno è pericoloso, la cura non è di sognare meno ma di sognare di più, di sognare sempre. ~ *Marcel Proust*

Giorno: _____ *Data:* ___/___/___

Oggi rendo *Grazie* per _____

_____
_____
_____
_____
_____

Giorno: _____ *Data:* ____/____/____

Oggi rendo *Grazie* per _____

La gratitudine è un dovere che dovrebbe essere pagato, ma che nessuno ha il diritto di aspettarsi. ~ *Jean-Jacques Rousseau*

Giorno: _____ *Data:* ____/____/____

Oggi rendo *Grazie* per _____

Giorno: _____ *Data* ____/____/____

Oggi rendo *Grazie* per _____

_____
_____
_____
_____
_____
_____

L'apprezzamento è una cosa meravigliosa: fa sì che ciò che è eccellente negli altri appartenga anche a noi. ~ *Voltaire*

Giorno: _____ *Data:* ____/____/____

Oggi rendo *Grazie* per _____

_____
_____
_____
_____
_____
_____

Giorno: _____ *Data:* ___/___/___

Oggi rendo *Grazie* per _____

_____
_____
_____
_____
_____

Il modo più chiaro per entrare nell'Universo è attraverso una foresta selvaggia.
~ *John Muir*

Giorno: _____ *Data:* ___/___/___

Oggi rendo *Grazie* per _____

_____
_____
_____
_____
_____

Giorno: _____ *Data* ____/____/____

Oggi rendo *Grazie* per _____

_____
_____
_____
_____
_____

> Quando infelice, si dubita di tutto; quando felice, non si dubita di nulla.
> ~ *Joseph Roux*

Giorno: _____ *Data:* ____/____/____

Oggi rendo *Grazie* per _____

_____
_____
_____
_____
_____

Giorno: _____ *Data:* ___/___/___

Oggi rendo *Grazie* per _____

_____
_____
_____
_____
_____

La nostra felicità dipende dalla saggezza fino in fondo. ~ *Sofocle*

Giorno: _____ *Data:* ___/___/___

Oggi rendo *Grazie* per _____

_____
_____
_____
_____
_____

Giorno: _____ *Data* ___/___/___

Oggi rendo *Grazie* per _____

_____

_____

_____

_____

_____

Il più certo segno di saggezza è l'allegria. ~ *Michel de Montaigne*

Giorno: _____ *Data:* ___/___/___

Oggi rendo *Grazie* per _____

_____

_____

_____

_____

_____

Giorno: _____ *Data:* ____/____/____

Oggi rendo *Grazie* per _____

_____

_____

_____

_____

Credi che puoi e sei a metà strada.
~ Theodore Roosevelt

Giorno: _____ *Data:* ____/____/____

Oggi rendo *Grazie* per _____

_____

_____

_____

_____

Giorno: _____ *Data* ___/___/___

Oggi rendo *Grazie* per _____

_____
_____
_____
_____
_____

> Gli eventi seguiranno il loro corso, non va bene essere arrabbiati con loro; è il più felice che li trasforma saggiamente nel miglior account.
> ~ *Euripide*

Giorno: _____ *Data:* ___/___/___

Oggi rendo *Grazie* per _____

_____
_____
_____
_____
_____

Giorno: _____ *Data:* ____/____/____

Oggi rendo *Grazie* per _____

_____
_____
_____
_____
_____

Ogni cosa ha la sua bellezza ma non tutti la vedono. ~ *Confucio*

Giorno: _____ *Data:* ____/____/____

Oggi rendo *Grazie* per _____

_____
_____
_____
_____
_____

Disegna qualcosa

Giorno: _____ *Data:* ____/____/____

Oggi rendo *Grazie* per _____

_____
_____
_____
_____
_____
_____

>Prendi l'abitudine di non essere critico sulle piccole cose.
>~ *Edward Everett Hale*

Giorno: _____ *Data:* ____/____/____

Oggi rendo *Grazie* per _____

_____
_____
_____
_____
_____
_____

Giorno: _____ *Data* ___/___/___

Oggi rendo *Grazie* per _____

_____
_____
_____
_____
_____

Credi che la vita valga la pena di essere vissuta e la tua convinzione contribuirà a creare il fatto. ~ *William James*

Giorno: _____ *Data:* ___/___/___

Oggi rendo *Grazie* per _____

_____
_____
_____
_____
_____

Giorno: _____ *Data:* ____/____/____

Oggi rendo *Grazie* per _____

_____
_____
_____
_____
_____

Una mente contenta è la più grande benedizione che un uomo possa godere in questo mondo. ~ *Joseph Addison*

Giorno: _____ *Data:* ____/____/____

Oggi rendo *Grazie* per _____

_____
_____
_____
_____
_____

Giorno: _____ *Data* ____/____/____

Oggi rendo *Grazie* per _____

_____
_____
_____
_____
_____

Le buone azioni danno forza a noi stessi e ispirano le buone azioni negli altri.
~ *Platone*

Giorno: _____ *Data:* ____/____/____

Oggi rendo *Grazie* per _____

_____
_____
_____
_____
_____

Giorno: _____ *Data:* ____/____/____

Oggi rendo *Grazie* per _____

_____
_____
_____
_____
_____

I nostri migliori successi spesso arrivano dopo le nostre più grandi delusioni.
~ *Henry Ward Beecher*

Giorno: _____ *Data:* ____/____/____

Oggi rendo *Grazie* per _____

_____
_____
_____
_____
_____

Giorno: _____ *Data* _____/_____/_____

Oggi rendo *Grazie* per _____

_____

_____

_____

_____

_____

Un cuore amorevole è l'inizio di ogni conoscenza. ~ *Thomas Carlyle*

Giorno: _____ *Data:* _____/_____/_____

Oggi rendo *Grazie* per _____

_____

_____

_____

_____

_____

Giorno: _____ *Data:* ___/___/___

Oggi rendo *Grazie* per _____

_____
_____
_____
_____
_____

L'onestà è il primo capitolo del libro della saggezza.
~ *Thomas Jefferson*

Giorno: _____ *Data:* ___/___/___

Oggi rendo *Grazie* per _____

_____
_____
_____
_____
_____

Giorno: _____ *Data* ___/___/___

Oggi rendo *Grazie* per _____

_____
_____
_____
_____
_____
_____

La vita in abbondanza viene solo attraverso un grande amore.
~ *Elbert Hubbard*

Giorno: _____ *Data:* ___/___/___

Oggi rendo *Grazie* per _____

_____
_____
_____
_____
_____
_____

Giorno: _____ *Data:* ____/____/____

Oggi rendo *Grazie* per _____

_____
_____
_____
_____
_____

Vivere è così sorprendente che lascia poco tempo a tutto il resto.
~ *Emily Dickinson*

Giorno: _____ *Data:* ____/____/____

Oggi rendo *Grazie* per _____

_____
_____
_____
_____
_____

Giorno: _____ *Data* ___/___/___

Oggi rendo *Grazie* per _____

_____
_____
_____
_____
_____

Il modo di conoscere la vita è amare molte cose.
~ *Vincent Van Gogh*

Giorno: _____ *Data:* ___/___/___

Oggi rendo *Grazie* per _____

_____
_____
_____
_____
_____

Giorno: _____ *Data:* ____/____/____

Oggi rendo *Grazie* per _____

_____

_____

_____

_____

_____

Ci vuole meno tempo per fare una cosa giusta, che per spiegare perché hai fatto male. ~ *Henry Wadsworth Longfellow*

Giorno: _____ *Data:* ____/____/____

Oggi rendo *Grazie* per _____

_____

_____

_____

_____

_____

Giorno: _____ *Data* ___/___/___

Oggi rendo *Grazie* per _____

_____
_____
_____
_____
_____
_____

Mantieni l'amore nel tuo cuore. Una vita senza di essa è come un giardino senza sole quando i fiori sono morti. ~ *Oscar Wilde*

Giorno: _____ *Data:* ___/___/___

Oggi rendo *Grazie* per _____

_____
_____
_____
_____
_____
_____

Giorno: _____ *Data:* ____/____/____

Oggi rendo *Grazie* per _____

_____
_____
_____
_____
_____

Il futuro è acquistato dal presente. ~ *Samuel Johnson*

Giorno: _____ *Data:* ____/____/____

Oggi rendo *Grazie* per _____

_____
_____
_____
_____
_____

Giorno: _____ *Data* ___/___/___

Oggi rendo *Grazie* per _____

_____
_____
_____
_____
_____

> Non fare mai una cosa sbagliata per fare amicizia o mantenerla.
> ~ *Robert E. Lee*

Giorno: _____ *Data:* ___/___/___

Oggi rendo *Grazie* per _____

_____
_____
_____
_____
_____

Disegna qualcosa

Giorno: _____ *Data* _____/_____/_____

Oggi rendo *Grazie* per _____

_____
_____
_____
_____
_____

La vita non consiste nel tenere buone carte ma nel giocare quelle che si tengono bene. ~ *Josh Billings*

Giorno: _____ *Data:* _____/_____/_____

Oggi rendo *Grazie* per _____

_____
_____
_____
_____
_____

Giorno: _____ *Data:* ____ / ____ / ____

Oggi rendo *Grazie* per _____

_____
_____
_____
_____
_____

> Niente è una perdita di tempo se si utilizza l'esperienza con saggezza.
> ~ *Auguste Rodin*

Giorno: _____ *Data:* ____ / ____ / ____

Oggi rendo *Grazie* per _____

_____
_____
_____
_____
_____

Giorno: _____ *Data* ____/____/____

Oggi rendo *Grazie* per _____

_____

_____

_____

_____

_____

Chi conosce meglio sa quanto poco sa. ~ *Thomas Jefferson*

Giorno: _____ *Data:* ____/____/____

Oggi rendo *Grazie* per _____

_____

_____

_____

_____

_____

Giorno: _____ *Data:* ___/___/___

Oggi rendo *Grazie* per _____

_____

_____

_____

_____

_____

Trova l'estasi nella vita; il semplice senso della vita è abbastanza gioia.
~ *Emily Dickinson*

Giorno: _____ *Data:* ___/___/___

Oggi rendo *Grazie* per _____

_____

_____

_____

_____

_____

Giorno: _____ *Data* ___/___/___

Oggi rendo *Grazie* per _____

_____
_____
_____
_____
_____
_____

Non mollare mai, perché quello è solo il luogo e l'ora in cui la marea cambierà.
~ *Harriet Beecher Stowe*

Giorno: _____ *Data:* ___/___/___

Oggi rendo *Grazie* per _____

_____
_____
_____
_____
_____
_____

Giorno: _____   *Data:* ___/___/___

Oggi rendo *Grazie* per _____

_____

_____

_____

_____

_____

O troverò un modo, o ne farò uno. ~ *Philip Sidney*

Giorno: _____   *Data:* ___/___/___

Oggi rendo *Grazie* per _____

_____

_____

_____

_____

_____

Giorno: _____ *Data* ____/____/____

Oggi rendo *Grazie* per _____

_____

_____

_____

_____

_____

Non temere errori. Conoscerai il fallimento. Continua a contattare.
~ Benjamin Franklin

Giorno: _____ *Data:* ____/____/____

Oggi rendo *Grazie* per _____

_____

_____

_____

_____

_____

Giorno: _____ *Data:* ____/____/____

Oggi rendo *Grazie* per _____

_____
_____
_____
_____
_____

> È costosa saggezza che viene acquistata dall'esperienza.
> ~ *Roger Ascham*

Giorno: _____ *Data:* ____/____/____

Oggi rendo *Grazie* per _____

_____
_____
_____
_____
_____

Giorno: _____ *Data* ____/____/____

Oggi rendo *Grazie* per _____

_____
_____
_____
_____
_____

Amarsi è l'inizio di una storia d'amore per tutta la vita.
~ *Oscar Wilde*

Giorno: _____ *Data:* ____/____/____

Oggi rendo *Grazie* per _____

_____
_____
_____
_____
_____

Giorno: _____ *Data:* ___/___/___

Oggi rendo *Grazie* per _____

_____

_____

_____

_____

_____

Il ragionamento trae una conclusione, ma non ne rende certa la conclusione,
a meno che la mente non la scopra attraverso il percorso dell'esperienza.
~ Roger Bacon

Giorno: _____ *Data:* ___/___/___

Oggi rendo *Grazie* per _____

_____

_____

_____

_____

_____

Giorno: _____ *Data* ____/____/____

Oggi rendo *Grazie* per _____

_____
_____
_____
_____
_____

Ricorda quando il percorso della vita è ripido per mantenere la tua mente uniforme. ~ *Orazio*

Giorno: _____ *Data:* ____/____/____

Oggi rendo *Grazie* per _____

_____
_____
_____
_____
_____

Giorno: _____ *Data:* ____/____/____

Oggi rendo *Grazie* per _____

_____

_____

_____

_____

_____

Chiedimi non quello che ho, ma quello che sono. ~ *Heinrich Heine*

Giorno: _____ *Data:* ____/____/____

Oggi rendo *Grazie* per _____

_____

_____

_____

_____

_____

Giorno: _____ *Data* ___/___/___

Oggi rendo *Grazie* per _____

_____
_____
_____
_____
_____

La migliore preparazione per domani è fare il lavoro di oggi in modo superbo.
~ *William Osler*

Giorno: _____ *Data:* ___/___/___

Oggi rendo *Grazie* per _____

_____
_____
_____
_____
_____

Giorno: _____ *Data:* ____ / ____ / ____

Oggi rendo *Grazie* per _____

_____
_____
_____
_____
_____

L'amore porta sempre difficoltà, è vero, ma il lato positivo è che dà energia.
~ *Vincent Van Gogh*

Giorno: _____ *Data:* ____ / ____ / ____

Oggi rendo *Grazie* per _____

_____
_____
_____
_____
_____

Disegna qualcosa

Giorno: _____ *Data:* ____/____/____

Oggi rendo *Grazie* per _____

_____
_____
_____
_____
_____

Le piccole menti sono interessate allo straordinario; grandi menti nel luogo comune. ~ *Elbert Hubbard*

Giorno: _____ *Data:* ____/____/____

Oggi rendo *Grazie* per _____

_____
_____
_____
_____
_____

Giorno: _____ *Data* ____/____/____

Oggi rendo *Grazie* per _____

_____
_____
_____
_____
_____

> Trova l'estasi nella vita; il semplice senso della vita è abbastanza gioia.
> ~ *Emily Dickinson*

Giorno: _____ *Data:* ____/____/____

Oggi rendo *Grazie* per _____

_____
_____
_____
_____
_____

Giorno: _____ *Data:* ____/____/____

Oggi rendo *Grazie* per _____

_____

_____

_____

_____

_____

Non preoccuparti di ciò che qualcuno ti dice di qualcun altro. Giudica tutti e tutto per te stesso. ~ *Henry James*

Giorno: _____ *Data:* ____/____/____

Oggi rendo *Grazie* per _____

_____

_____

_____

_____

_____

Giorno: _____ *Data* ____/____/____

Oggi rendo *Grazie* per _____

_____

_____

_____

_____

_____

_____

È il nostro atteggiamento all'inizio di un compito difficile che, più di ogni altra cosa, influirà sul suo esito positivo. ~ *William James*

Giorno: _____ *Data:* ____/____/____

Oggi rendo *Grazie* per _____

_____

_____

_____

_____

_____

_____

Giorno: _____ *Data:* ____/____/____

Oggi rendo *Grazie* per _____

_____

_____

_____

_____

_____

L'allegrezza è il miglior promotore di salute ed è amichevole sia per la mente che per il corpo. ~ *Joseph Addison*

Giorno: _____ *Data:* ____/____/____

Oggi rendo *Grazie* per _____

_____

_____

_____

_____

_____

Giorno: _____ *Data* ___/___/___

Oggi rendo *Grazie* per _____

_____
_____
_____
_____
_____
_____

Mi dilungo nella possibilità. ~ *Emily Dickinson*

Giorno: _____ *Data:* ___/___/___

Oggi rendo *Grazie* per _____

_____
_____
_____
_____
_____
_____

Giorno: _____ *Data:* ___/___/___

Oggi rendo *Grazie* per _____

_____

_____

_____

_____

_____

La creatività non è la scoperta di una cosa, ma la creazione di qualcosa dopo che è stata trovata. ~ *James Russell Lowell*

Giorno: _____ *Data:* ___/___/___

Oggi rendo *Grazie* per _____

_____

_____

_____

_____

_____

Giorno: _____ *Data* ___/___/___

Oggi rendo *Grazie* per _____

_____
_____
_____
_____
_____

Una cosa di bellezza è una gioia per sempre: la sua bellezza aumenta; non passerà mai nel nulla. ~ *John Keats*

Giorno: _____ *Data:* ___/___/___

Oggi rendo *Grazie* per _____

_____
_____
_____
_____
_____

Giorno: _____ *Data:* ____ / ____ / ____

Oggi rendo *Grazie* per _____

_____
_____
_____
_____
_____

Avere coraggio per qualunque cosa accada nella vita - tutto sta in quello.
~ *Santa Teresa d'Avila*

Giorno: _____ *Data:* ____ / ____ / ____

Oggi rendo *Grazie* per _____

_____
_____
_____
_____
_____

Giorno: _____ *Data* ____/____/____

Oggi rendo *Grazie* per _____

_____
_____
_____
_____
_____

Costruiamo troppi muri e non abbastanza ponti. ~ *Isaac Newton*

Giorno: _____ *Data:* ____/____/____

Oggi rendo *Grazie* per _____

_____
_____
_____
_____
_____

Giorno: _____ *Data:* ____/____/____

Oggi rendo *Grazie* per _____

———————————————————
———————————————————
———————————————————
———————————————————
———————————————————

Dopo una tempesta arriva una calma. ~ *Matthew Henry*

Giorno: _____ *Data:* ____/____/____

Oggi rendo *Grazie* per _____

———————————————————
———————————————————
———————————————————
———————————————————
———————————————————

Giorno: _____ *Data* ___/___/___

Oggi rendo *Grazie* per _____

_____
_____
_____
_____
_____

Mille parole non lasceranno un'impressione così profonda come un atto.
~ *Henrik Ibsen*

Giorno: _____ *Data:* ___/___/___

Oggi rendo *Grazie* per _____

_____
_____
_____
_____
_____

Giorno: _____ *Data:* ____/____/____

Oggi rendo *Grazie* per _____

_____

_____

_____

_____

Tutta l'esperienza è un arco su cui costruire.
~ *Henry Adams*

Giorno: _____ *Data:* ____/____/____

Oggi rendo *Grazie* per _____

_____

_____

_____

_____

Giorno: _____ *Data* ____/____/____

Oggi rendo *Grazie* per _____

_____
_____
_____
_____
_____

> Ringrazia Dio ogni mattina quando ti alzi per avere qualcosa
> da fare quel giorno, che deve essere fatto, che ti piaccia o no.
> ~ *James Russell Lowell*

Giorno: _____ *Data:* ____/____/____

Oggi rendo *Grazie* per _____

_____
_____
_____
_____
_____

Disegna qualcosa

Giorno: _____ *Data* ____/____/____

Oggi rendo *Grazie* per _____

_____
_____
_____
_____
_____
_____

Genius è la capacità di rinnovare le proprie emozioni nell'esperienza quotidiana. ~ *Paul Cezanne*

Giorno: _____ *Data:* ____/____/____

Oggi rendo *Grazie* per _____

_____
_____
_____
_____
_____
_____

Giorno: _____ *Data:* ____/____/____

Oggi rendo *Grazie* per _____

_____

_____

_____

_____

Quanto poco si può fare sotto lo spirito della paura.
~ *Florence Nightingale*

Giorno: _____ *Data:* ____/____/____

Oggi rendo *Grazie* per _____

_____

_____

_____

_____

Giorno: _____ *Data* ___/___/___

Oggi rendo *Grazie* per _____

_____
_____
_____
_____
_____
_____

Il dubbio arriva alla finestra quando la richiesta viene negata alla porta.
~ *Benjamin Jowett*

Giorno: _____ *Data:* ___/___/___

Oggi rendo *Grazie* per _____

_____
_____
_____
_____
_____
_____

Giorno: _____ *Data:* ____/____/____

Oggi rendo *Grazie* per _____

_____

_____

_____

_____

_____

_____

La vita non è questione di tenere buone carte, ma di giocare bene una mano povera. ~ *Robert Louis Stevenson*

Giorno: _____ *Data:* ____/____/____

Oggi rendo *Grazie* per _____

_____

_____

_____

_____

_____

_____

Giorno: _____ *Data* ____/____/____

Oggi rendo *Grazie* per _____

_____

_____

_____

_____

_____

Con un occhio calmato dal potere dell'armonia e dal potere profondo della gioia, vediamo nella vita delle cose. ~ *William Wordsworth*

Giorno: _____ *Data:* ____/____/____

Oggi rendo *Grazie* per _____

_____

_____

_____

_____

_____

Giorno: _____ *Data:* ____ / ____ / ____

Oggi rendo *Grazie* per _____

_____
_____
_____
_____
_____

Consumiamo i nostri domani agitandoci per i nostri ieri.
~ *Persius*

Giorno: _____ *Data:* ____ / ____ / ____

Oggi rendo *Grazie* per _____

_____
_____
_____
_____
_____

Giorno: _____ *Data* ____/____/____

Oggi rendo *Grazie* per _____

_____
_____
_____
_____
_____

Una parola gentile, uno sguardo gentile, un sorriso bonario può fare miracoli e compiere miracoli. ~ *William Hazlitt*

Giorno: _____ *Data:* ____/____/____

Oggi rendo *Grazie* per _____

_____
_____
_____
_____
_____

Giorno: _____ *Data:* _____ / _____ / _____

Oggi rendo *Grazie* per _____

_____
_____
_____
_____
_____

Nessun uomo è un'isola, tutta se stessa; ogni uomo è un pezzo del continente.
~ *John Donne*

Giorno: _____ *Data:* _____ / _____ / _____

Oggi rendo *Grazie* per _____

_____
_____
_____
_____
_____

Giorno: _____ *Data* ___/___/___

Oggi rendo *Grazie* per _____

_____

_____

_____

_____

_____

Vivi la tua vita come se ogni tuo atto diventasse una legge universale.
~ *Immanuel Kant*

Giorno: _____ *Data:* ___/___/___

Oggi rendo *Grazie* per _____

_____

_____

_____

_____

_____

Giorno: _____ *Data:* ___/___/___

Oggi rendo *Grazie* per _____

_____
_____
_____
_____
_____

Se vuoi che il presente sia diverso dal passato, studia il passato.
~ *Baruch Spinoza*

Giorno: _____ *Data:* ___/___/___

Oggi rendo *Grazie* per _____

_____
_____
_____
_____
_____

Giorno: _____ *Data* ____/____/____

Oggi rendo *Grazie* per _____

_____
_____
_____
_____
_____

La misura del vero carattere di un uomo è ciò che farebbe se sapesse che non sarebbe mai stato scoperto. ~ *Thomas Babington Macaulay*

Giorno: _____ *Data:* ____/____/____

Oggi rendo *Grazie* per _____

_____
_____
_____
_____
_____

Giorno: _____ *Data:* ____ / ____ / ____

Oggi rendo *Grazie* per _____

_____

_____

_____

_____

Le montagne stanno chiamando e io devo andare. ~ *John Muir*

Giorno: _____ *Data:* ____ / ____ / ____

Oggi rendo *Grazie* per _____

_____

_____

_____

_____

Giorno: _____ *Data* ___/___/___

Oggi rendo *Grazie* per _____

_____

_____

_____

_____

_____

Inizia, sii audace e avventurati per essere saggio. ~ *Orazio*

Giorno: _____ *Data:* ___/___/___

Oggi rendo *Grazie* per _____

_____

_____

_____

_____

_____

Giorno: _____ *Data:* ____ / ____ / ____

Oggi rendo *Grazie* per _____

_____
_____
_____
_____
_____
_____

Delle benedizioni stabilite prima che tu faccia la tua scelta ed accontentati.
~ *Samuel Johnson*

Giorno: _____ *Data:* ____ / ____ / ____

Oggi rendo *Grazie* per _____

_____
_____
_____
_____
_____
_____

Disegna qualcosa

Giorno: _____ *Data:* ___/___/___

Oggi rendo *Grazie* per _____

_____
_____
_____
_____
_____
_____

Gli amici sono il sole della vita. ~ *John Hay*

Giorno: _____ *Data:* ___/___/___

Oggi rendo *Grazie* per _____

_____
_____
_____
_____
_____
_____

Giorno: _____ *Data* ___/___/___

Oggi rendo *Grazie* per _____

_____
_____
_____
_____
_____

> Cerchiamo di essere di buon umore, tuttavia, ricordando che le
> disgrazie più difficili da sopportare sono quelle che non arrivano mai.
> ~ *James Russell Lowell*

Giorno: _____ *Data:* ___/___/___

Oggi rendo *Grazie* per _____

_____
_____
_____
_____
_____

Giorno: _____ *Data:* ___/___/___

Oggi rendo *Grazie* per _____

_____

_____

_____

_____

_____

Chi sa che abbastanza è abbastanza, ne avrà sempre abbastanza.
~ *Lao Tzu*

Giorno: _____ *Data:* ___/___/___

Oggi rendo *Grazie* per _____

_____

_____

_____

_____

_____

Giorno: _____ *Data* ____/____/____

Oggi rendo *Grazie* per _____

_____
_____
_____
_____
_____

Non puoi fare una gentilezza troppo presto, perché non sai mai quanto presto sarà troppo tardi. ~ *Ralph Waldo Emerson*

Giorno: _____ *Data:* ____/____/____

Oggi rendo *Grazie* per _____

_____
_____
_____
_____
_____

Giorno: _____ *Data:* ___/___/___

Oggi rendo *Grazie* per _____

_____
_____
_____
_____
_____

La vera felicità è abbastanza economica, ma quanto paghiamo caro per la sua contraffazione. ~ *Hosea Ballou*

Giorno: _____ *Data:* ___/___/___

Oggi rendo *Grazie* per _____

_____
_____
_____
_____
_____

Giorno: _____ *Data* ___/___/___

Oggi rendo *Grazie* per _____

_____

_____

_____

_____

_____

Non mollare mai, perché quello è solo il luogo e l'ora in cui la marea cambierà.
~ *Harriet Beecher Stowe*

Giorno: _____ *Data:* ___/___/___

Oggi rendo *Grazie* per _____

_____

_____

_____

_____

_____

Giorno: _____ *Data:* ____/____/____

Oggi rendo *Grazie* per _____

_____

_____

_____

_____

_____

Il potere dell'immaginazione ci rende infiniti.
~ John Muir

Giorno: _____ *Data:* ____/____/____

Oggi rendo *Grazie* per _____

_____

_____

_____

_____

_____

Giorno: _____ *Data* ____/____/____

Oggi rendo *Grazie* per _____

_____
_____
_____
_____
_____
_____

La felicità è una scelta che a volte richiede sforzo.
~ *Eschilo*

Giorno: _____ *Data:* ____/____/____

Oggi rendo *Grazie* per _____

_____
_____
_____
_____
_____
_____

Giorno: _____ *Data:* ____/____/____

Oggi rendo *Grazie* per _____

_____
_____
_____
_____
_____

> Ciò che otteniamo troppo economico, lo stimiamo troppo alla leggera; è solo la carità che dà a tutto il suo valore. ~ *Thomas Paine*

Giorno: _____ *Data:* ____/____/____

Oggi rendo *Grazie* per _____

_____
_____
_____
_____
_____

Giorno: _____ *Data* ____/____/____

Oggi rendo *Grazie* per _____

_____
_____
_____
_____
_____

Ciò che ti preoccupa, ti padroneggia. ~ *John Locke*

Giorno: _____ *Data:* ____/____/____

Oggi rendo *Grazie* per _____

_____
_____
_____
_____
_____

Giorno: _____ *Data:* _____ / _____ / _____

Oggi rendo *Grazie* per _____

_____

_____

_____

_____

_____

> Tutte le cose sono difficili prima che siano facili.
> ~ *Thomas Fuller*

Giorno: _____ *Data:* _____ / _____ / _____

Oggi rendo *Grazie* per _____

_____

_____

_____

_____

_____

Giorno: _____ *Data* ___/___/___

Oggi rendo *Grazie* per _____

_____
_____
_____
_____
_____
_____

Chissà, la mente ha la chiave di tutto oltre a ciò.
~ *Amos Bronson Alcott*

Giorno: _____ *Data:* ___/___/___

Oggi rendo *Grazie* per _____

_____
_____
_____
_____
_____
_____

Giorno: *Data:* / /

Oggi rendo *Grazie* per

Lo scopo crea la macchina.
~ *Arthur Young*

Giorno: *Data:* / /

Oggi rendo *Grazie* per

Giorno: _____ *Data* ____/____/____

Oggi rendo *Grazie* per _____

_____
_____
_____
_____
_____

<blockquote>Conoscere non è abbastanza; dobbiamo applicare. La volontà non è abbastanza; dobbiamo fare. ~ *Johann Wolfgang von Goethe*</blockquote>

Giorno: _____ *Data:* ____/____/____

Oggi rendo *Grazie* per _____

_____
_____
_____
_____
_____

Disegna qualcosa

Note

Note

www.ingramcontent.com/pod-product-compliance
Lightning Source LLC
Chambersburg PA
CBHW052110110526
44592CB00013B/1552